El Niño y la Tortuga

Un cuento para promover la relajación

por Lori Lite

Ilustrado por Kimberly C. Fox

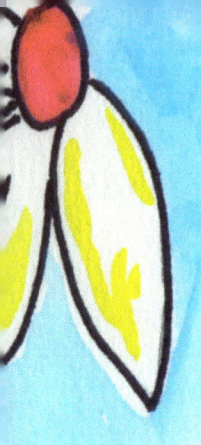

Texto e ilustraciones Copyright © 2001 por Lori Lite

Todos los derechos del autor reservados. Publicado por Stress Free Kids LLC.
www.StressFreeKids,com

Ninguna parte de esta publicación puede ser reproducida, almacenada en un sistema de recuperación o transmitida en cualquier forma o por cualquier medio, electrónico, mecánico, fotocopiado, grabación o de otro modo, sin el permiso por escrito del editor. Para obtener información sobre el permiso, escriba a media@stressfreekids.com

Ilustraciones de Kimberly C. Fox.

Paperback ISBN 978-1937985-17-2
Hardcover ISBN 978-0978778-14-9
Libro electrónico ISBN 978-0983625-65-0

Impreso en los Estados Unidos de América.
Primera impresión 2008

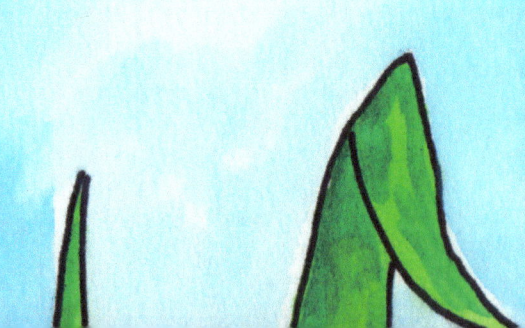
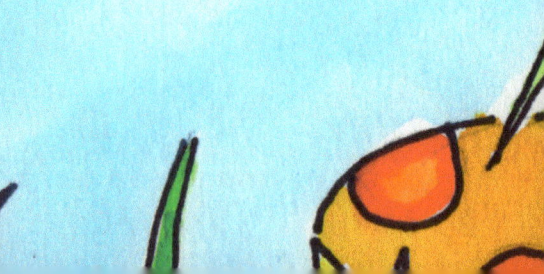

¡Felicidades!

Ha dado un gran paso para aportarle la relajación a su niño.

El Niño y la Tortuga está diseñado para relajar la mente y cuerpo de su niño. Usted y su hijo aprenderán una manera simple y divertida de implementar la visualización usando los colores. Su hijo seguirá naturalmente al niño y la tortuga mientras llenan sus cuerpos con los colores del arco iris.

Cada vez que leo este cuento, disfruto la sensación de paz que obtengo. Incluso hasta cuando tengo prisa, los colores me bañan en un estado de serenidad irresistible.

La visualización es una técnica que se puede usar toda la vida para relajar, curar, controlar el estrés, y mantenerse bien. Invito a toda su familia a unirse conmigo en este campo de colores.

Lori Lite

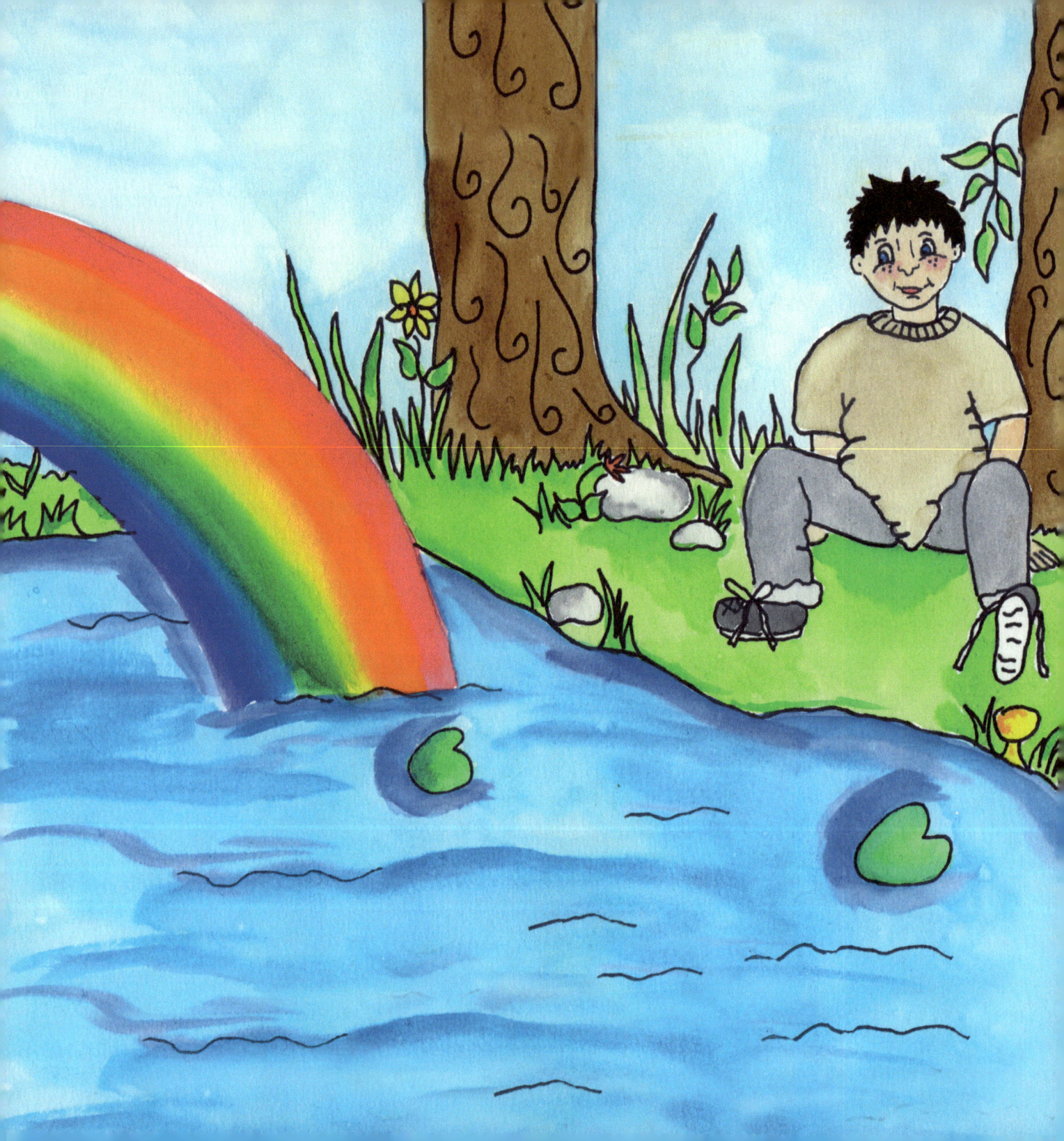

Un niño estaba sentado, observando una tranquila laguna.
Un arco iris bailaba a la orilla del agua.

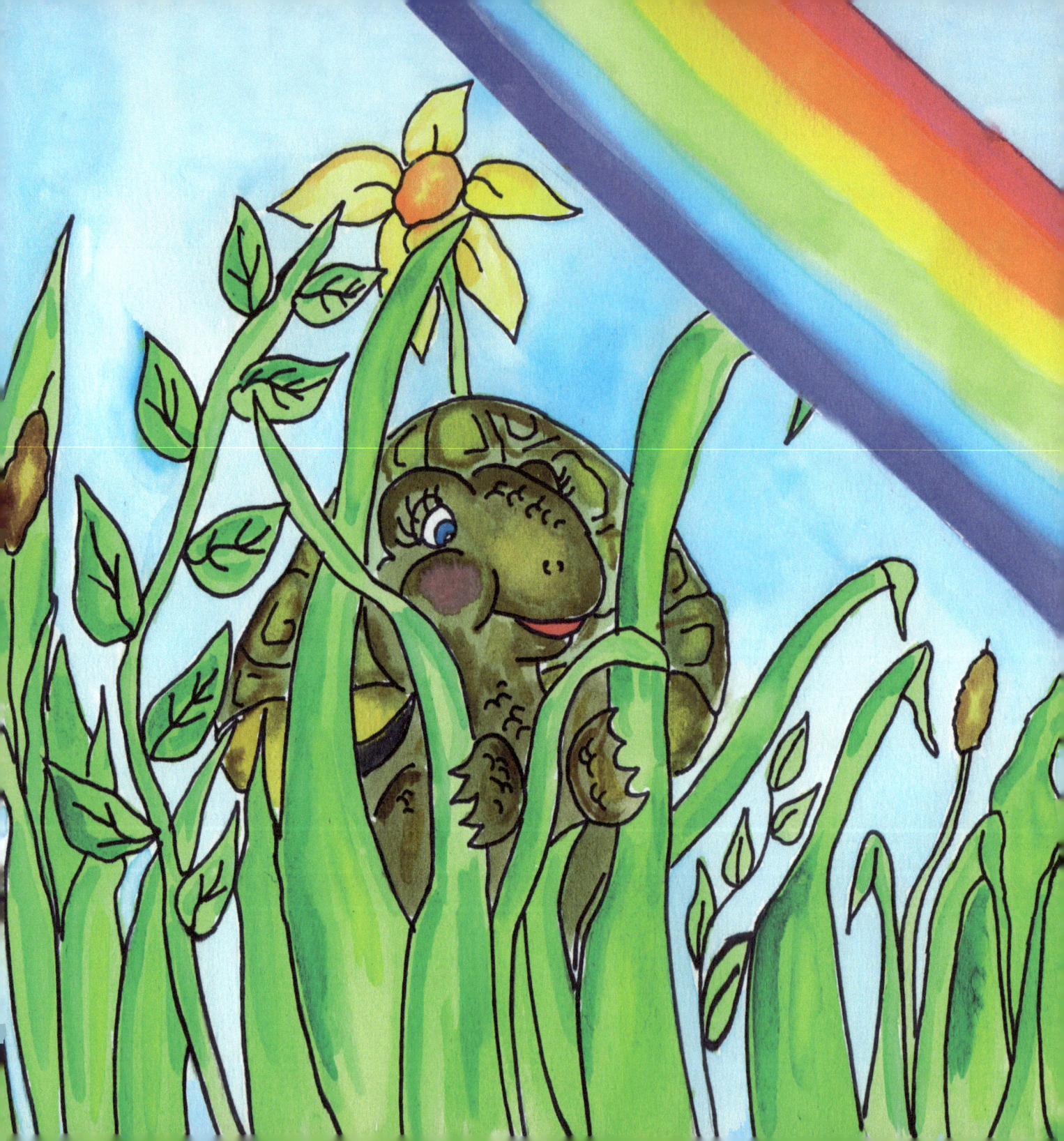

Una tortuga al otro lado de la laguna
también notó el arco iris.

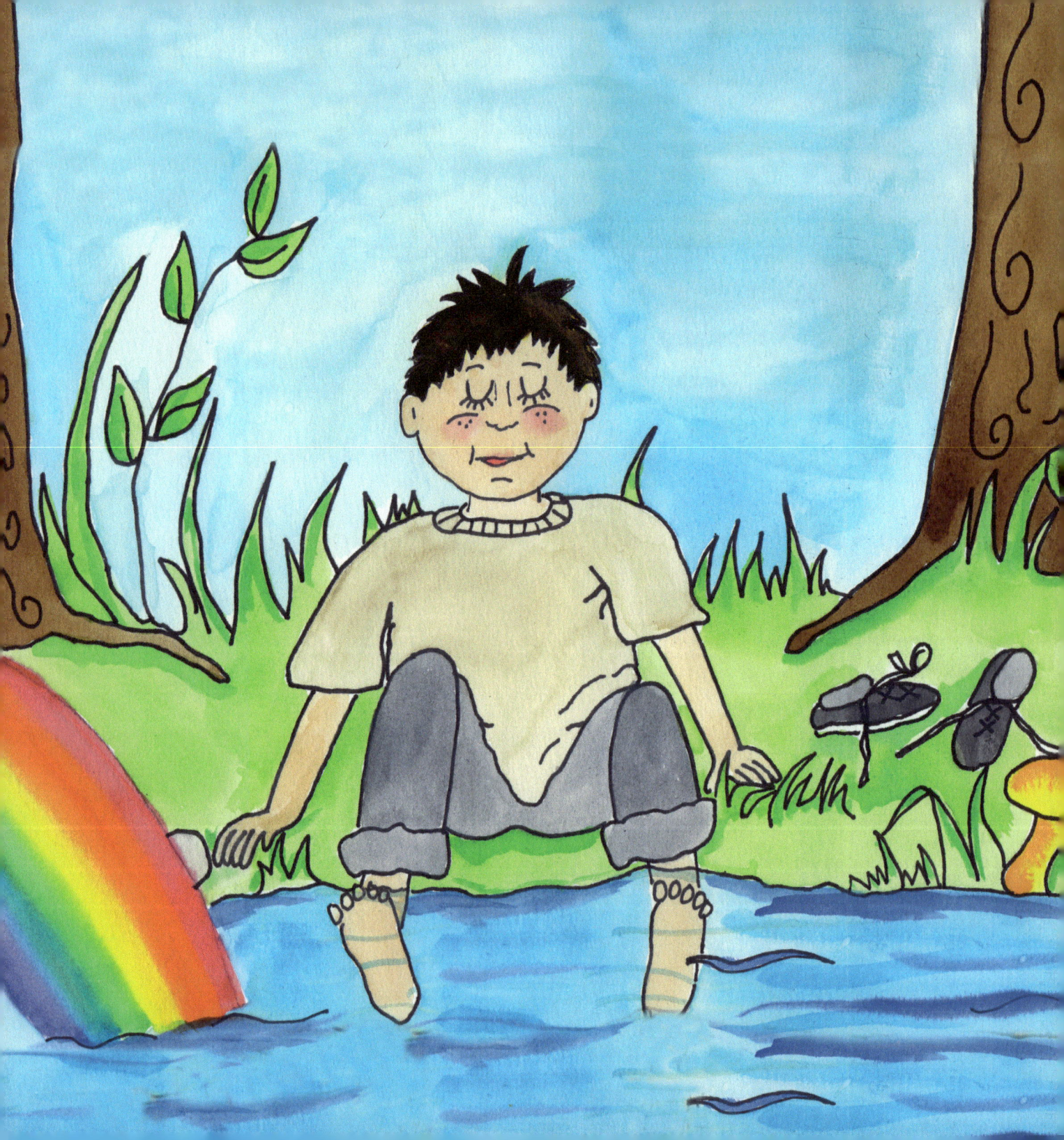

El niño se quitó los zapatos y metió los pies
en el agua tibia.

Cerró los ojos e imaginó que los colores
del arco iris que llenaban el estanque también podían
llenar su cuerpo.

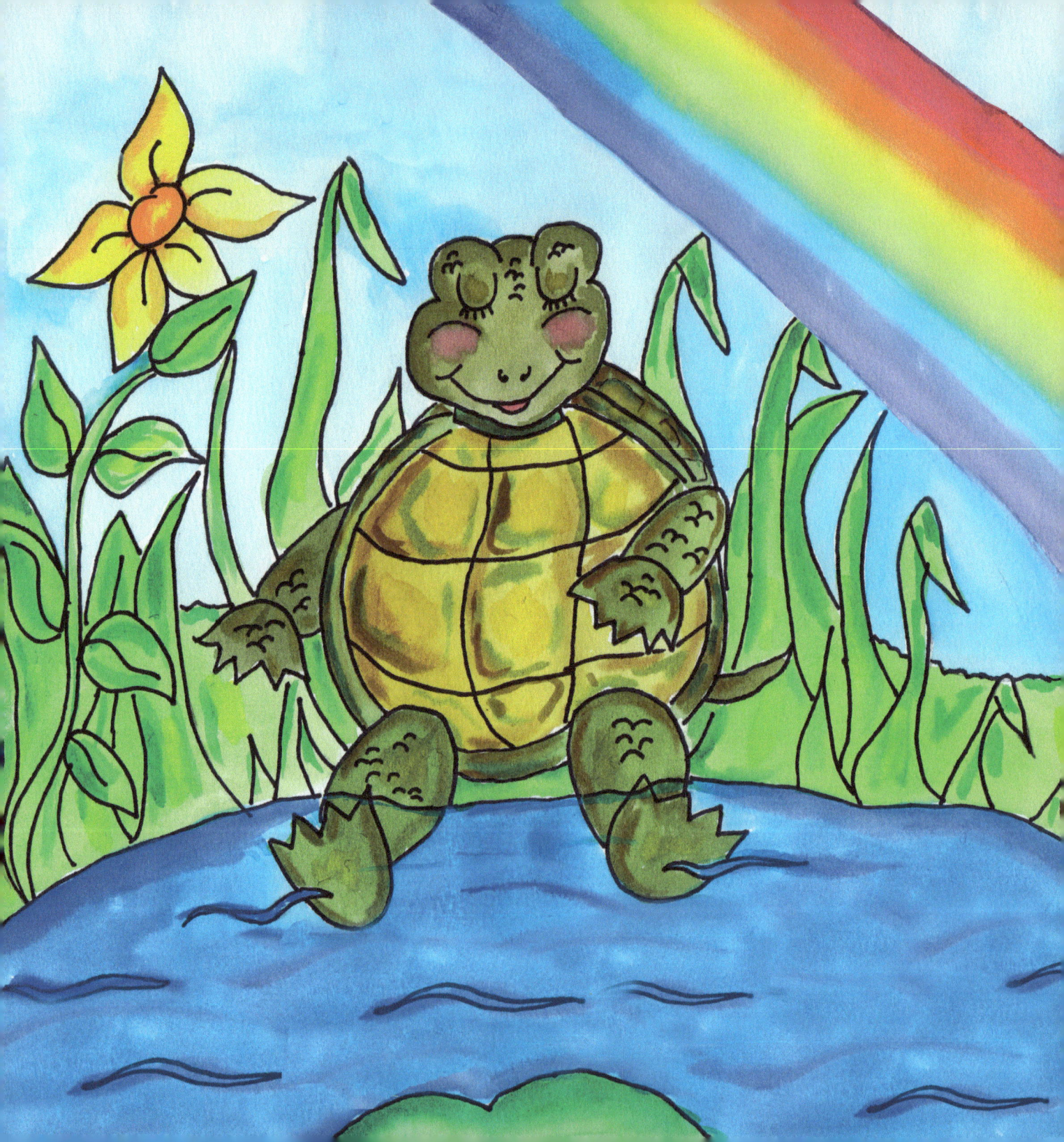

La tortuga, que tenía curiosidad sobre
lo que hacía el muchacho,
también metió las patas en el agua tibia
y cerró los ojos.

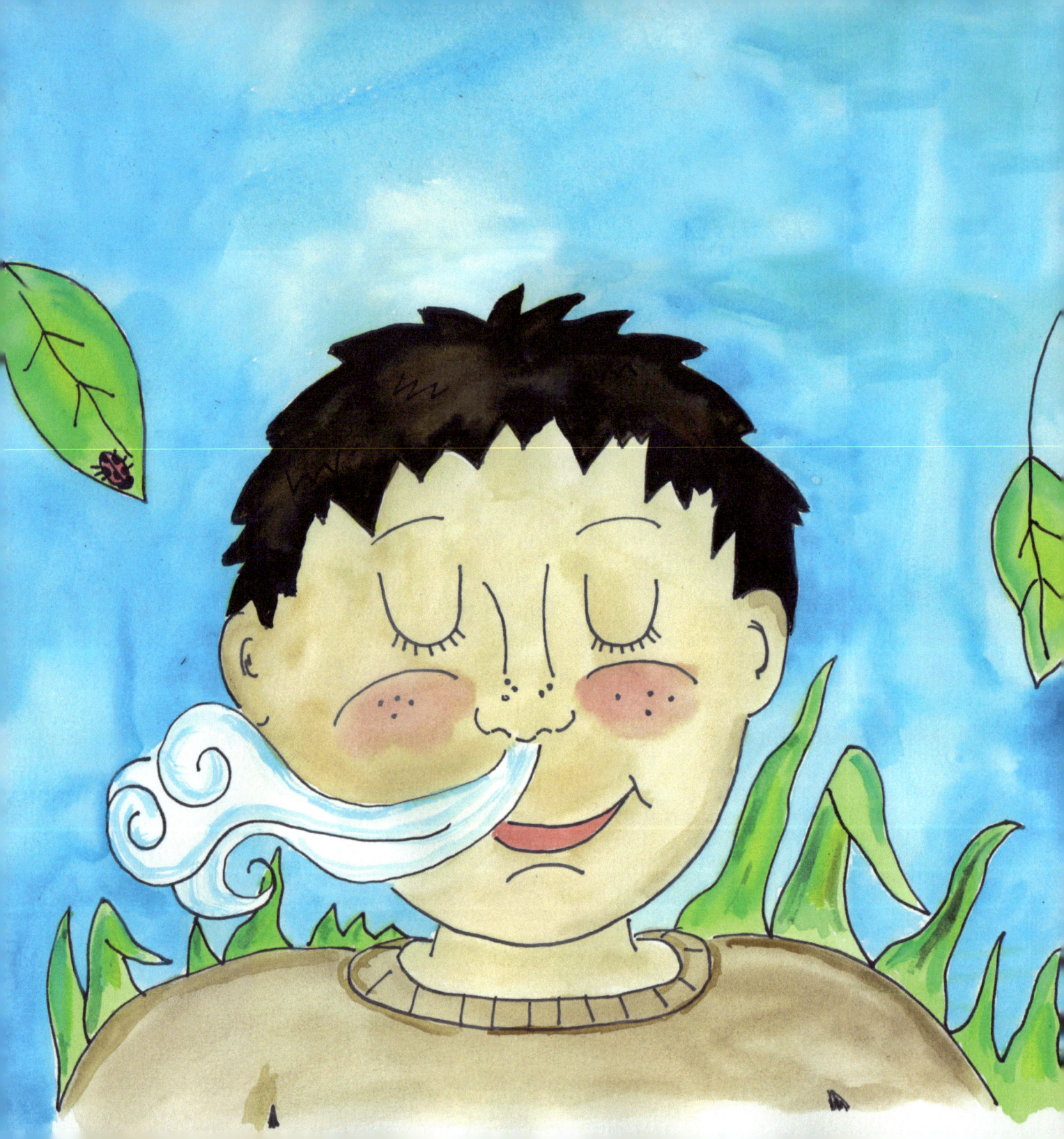

El niño respiró aire caliente por la nariz
y dejó salir el aire por la boca.

Sintió que todo el estrés del día escapaba.

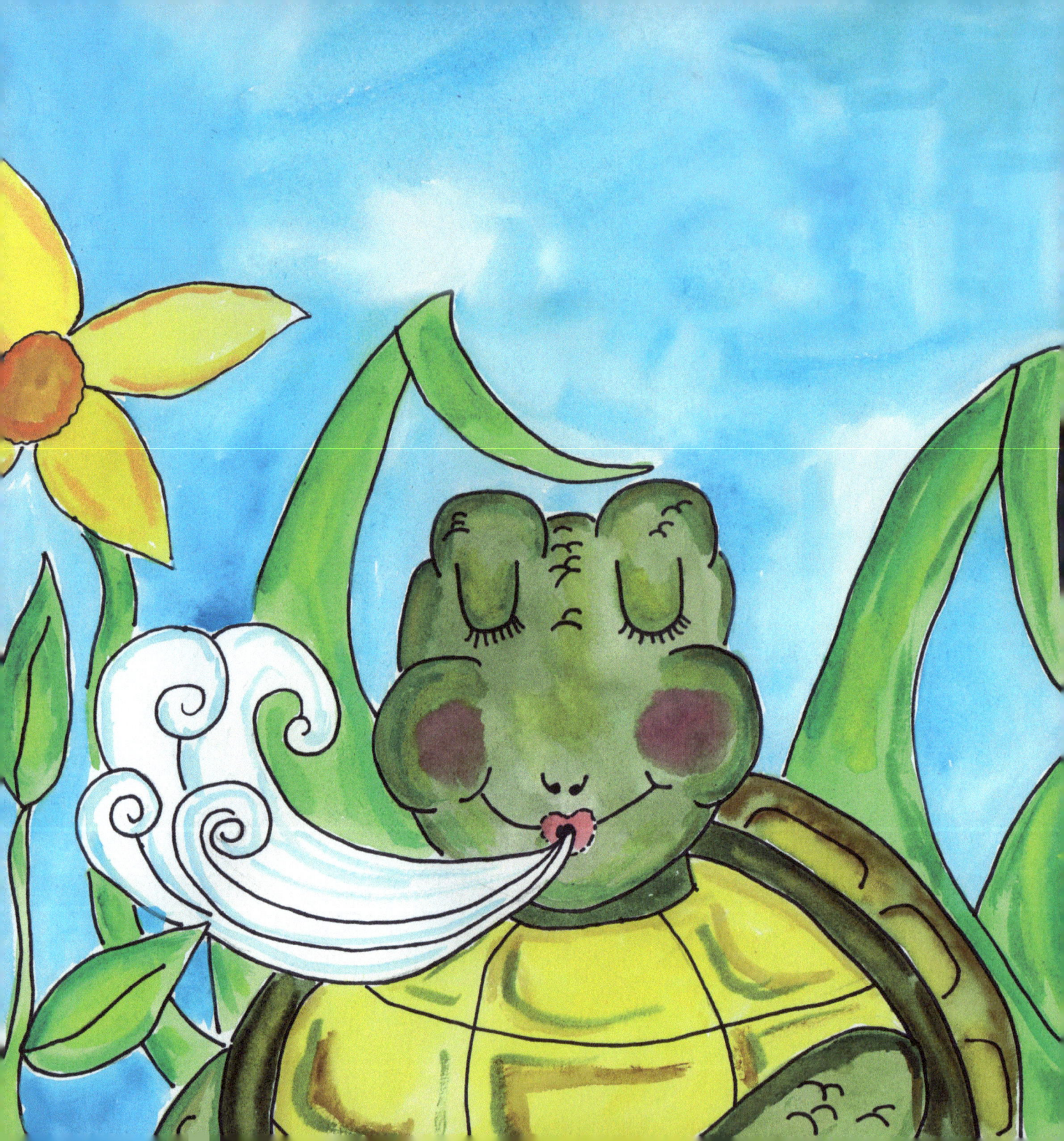

La tortuga también tomó un respiro
de aire cálido por su nariz
y dio un suspiro mientras
dejaba salir aire por la boca.

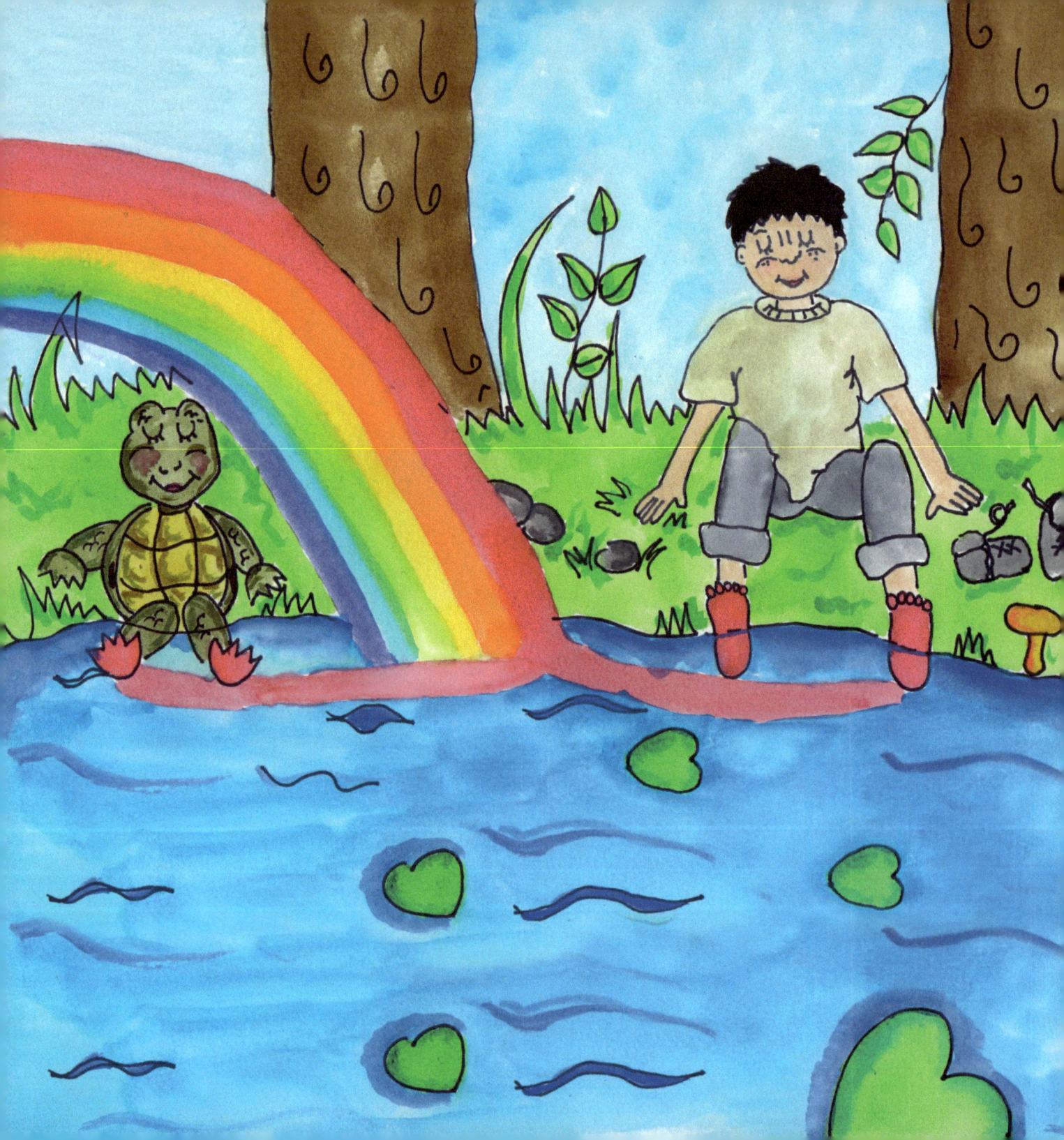

El niño imaginaba que el color rojo fluía
del estanque hacia sus pies, haciéndolos
flotar como pétalos en el agua.

La tortuga también sintió el rojo fluir hacia sus pies
mientras se acercaba al niño.

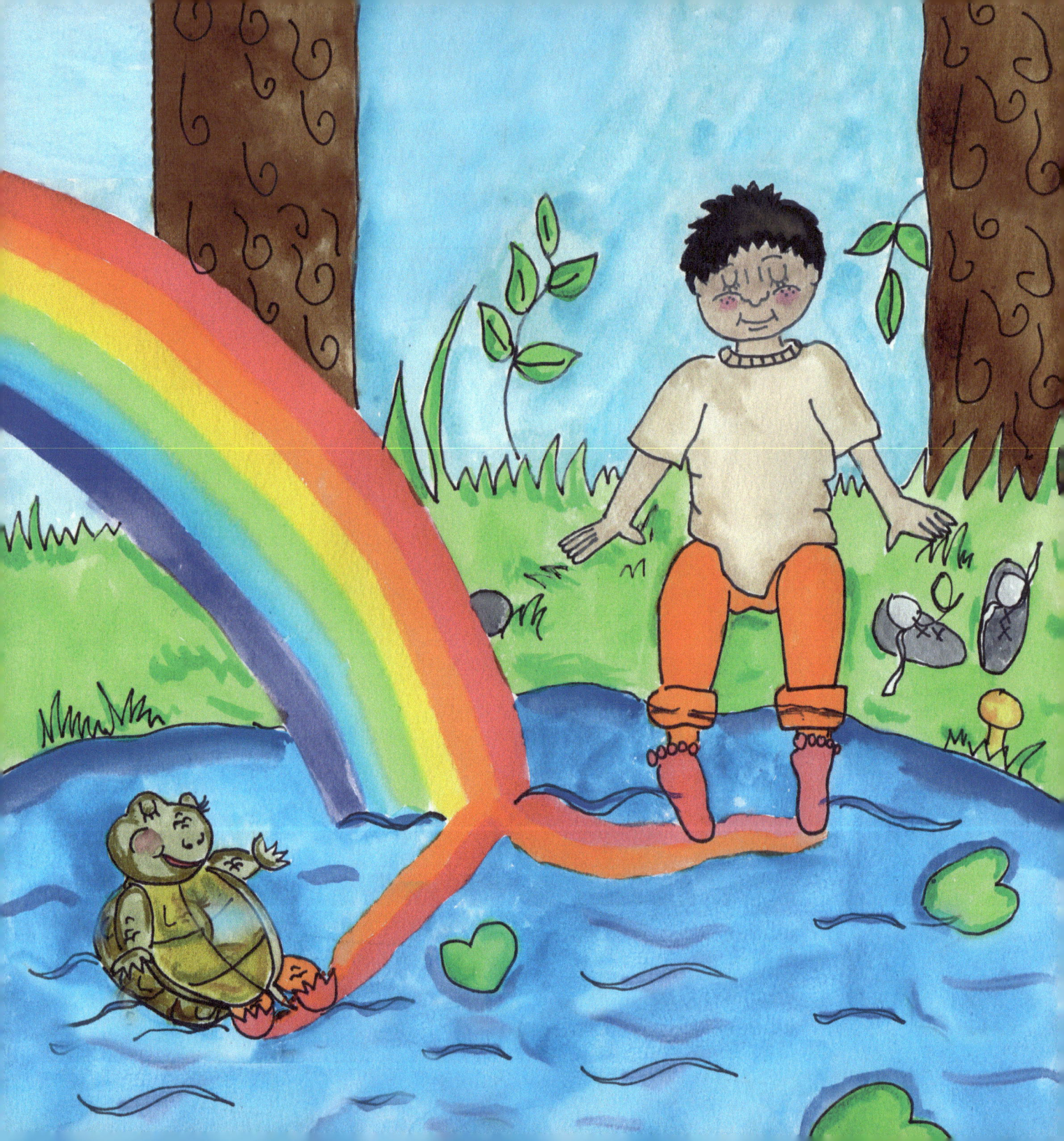

El niño sintió el color rojo transformarse en naranja
mientras subía por su pierna.

El color naranja permitió que las piernas se relajaran
y dejaran de estar tensas.

La tortuga también sintió el color naranja
subir por sus patas
mientras que se acercaba más al niño.

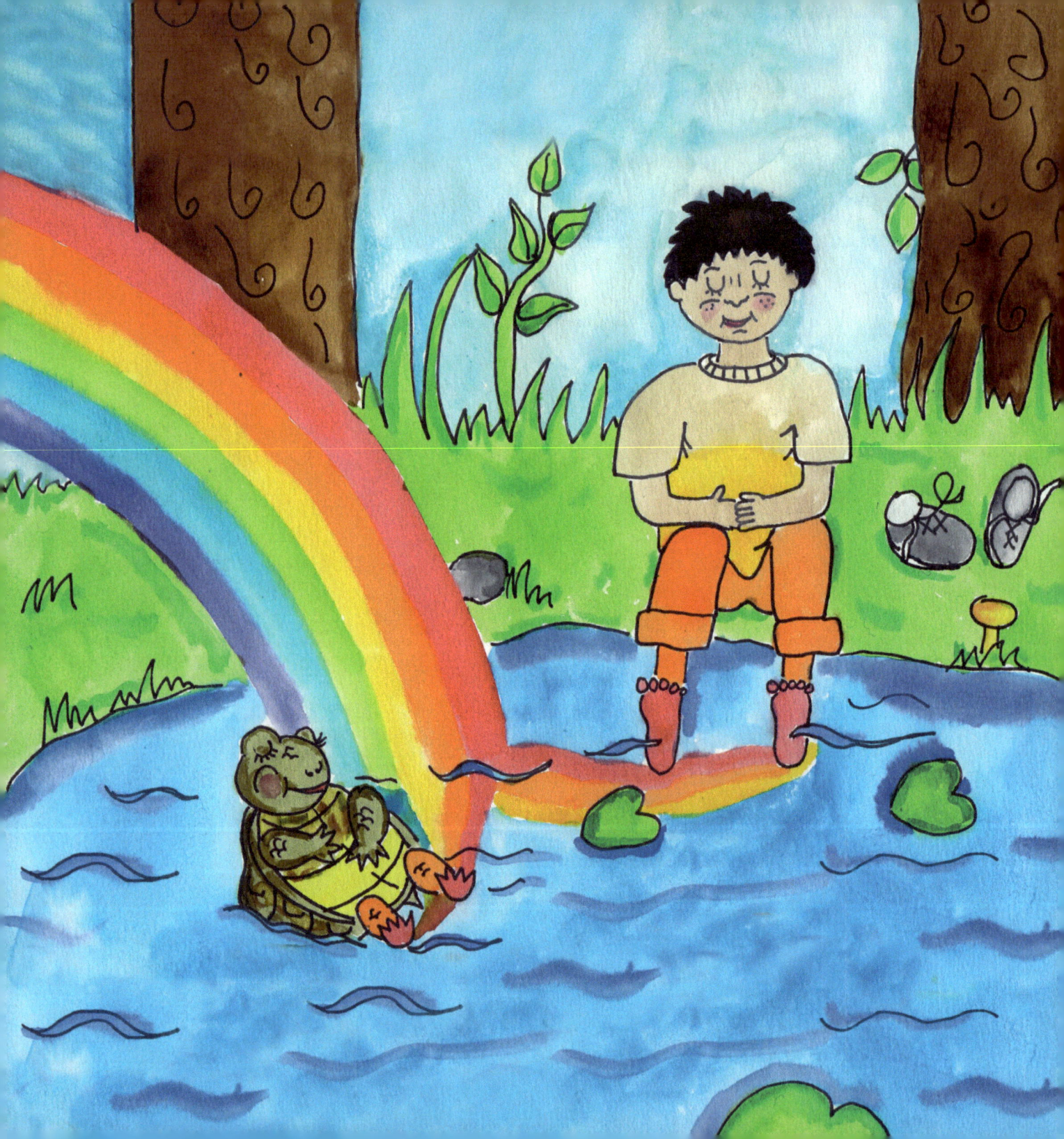

El niño sintió el color naranja cambiar
al color amarillo mientras calentaba su estómago y pecho.

El amarillo llenaba su cuerpo de un resplandor interior.

La tortuga también sintió el amarillo calentar su cuerpo
mientras que se acercaba aún más al niño.

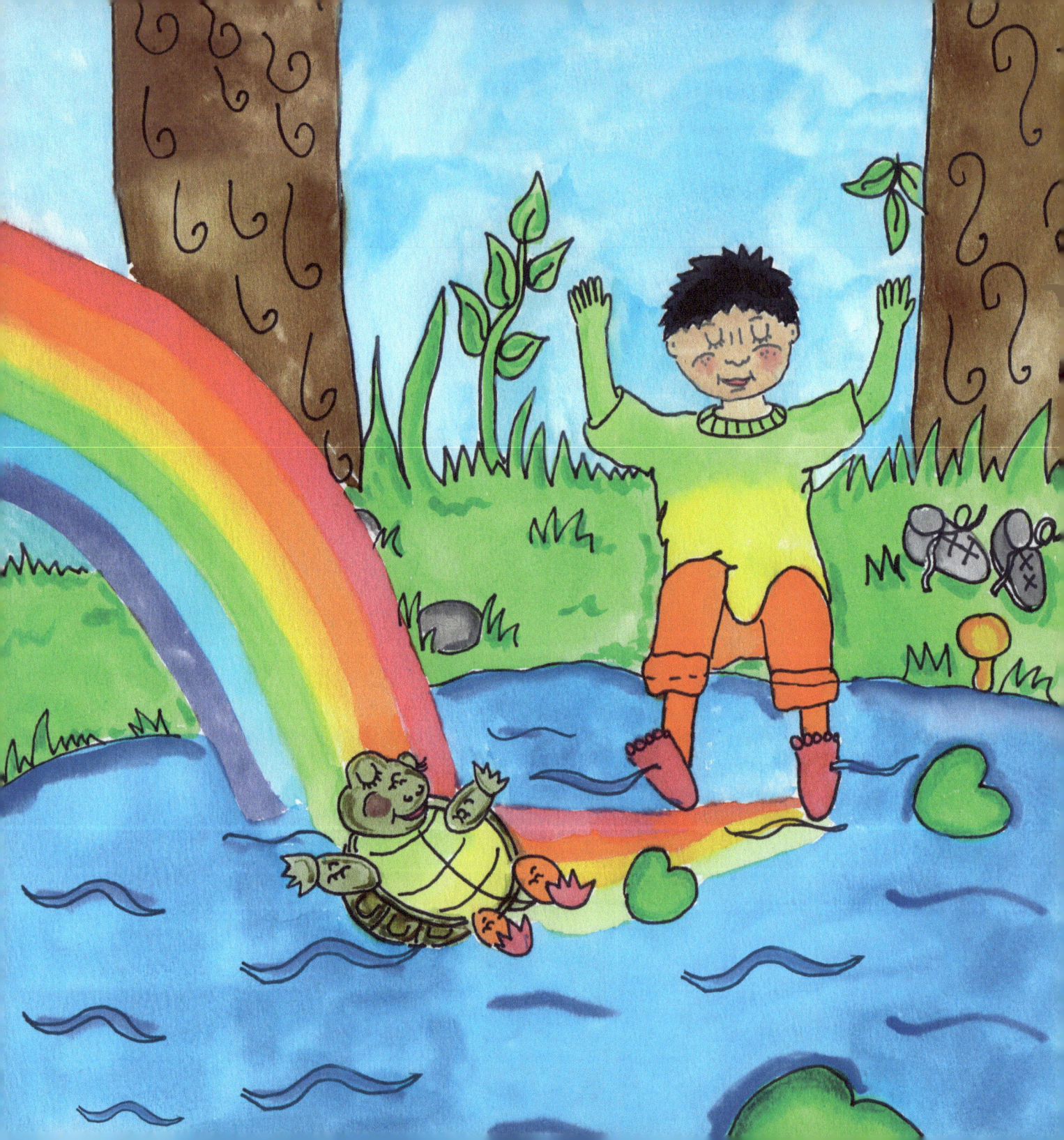

El niño sintió el amarillo transformarse
en color verde cuando tocó
su corazón y se desparramó hacía sus brazos y manos.

El verde suave llenó su corazón de amor
y causó que sus brazos se sintieran como hojas de pasto
oscilando en la brisa.

La tortuga también sintió el verde tocar su corazón
y vaciarse en sus brazos y manos
mientras se acercaba aún más al niño.

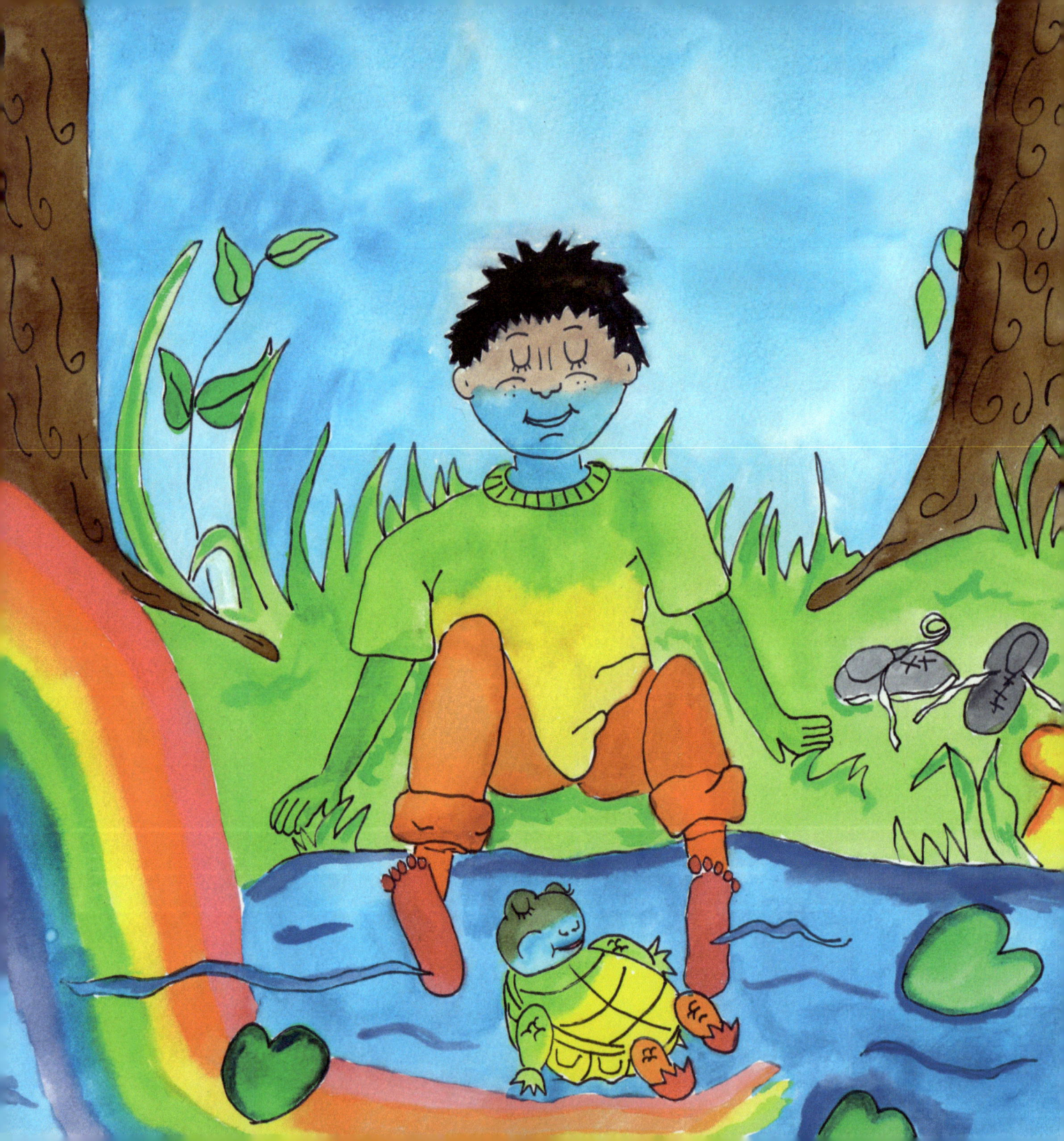

El niño sintió el verde cambiarse al color azul mientras
exploraba su cuello y mandíbula.

El azul le daba un sentimiento de tranquilidad,
como el océano subiendo con la marea.

La tortuga también sintió el azul explorar su cuello
y mandíbula mientras se acercaba aún más al niño.

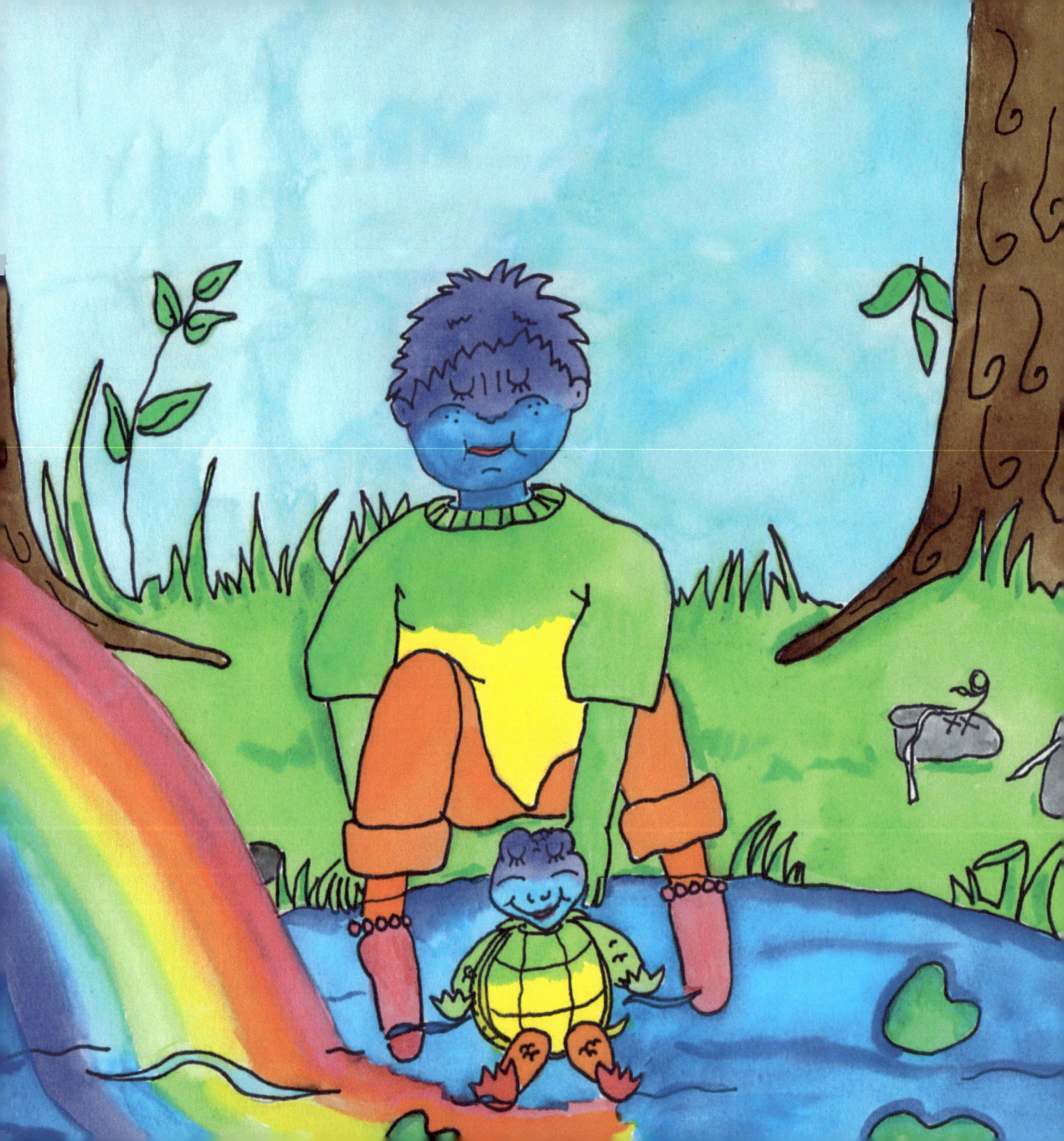

El niño sintió el azul transformarse en color morado
mientras giraba alrededor de su cabeza.

El morado lavó todos los pensamientos de su cabeza,
dejando la mente completamente tranquila.

La tortuga también sintió el morado girar alrededor
de su cabeza mientras se acercaba tan cerca
que su cabeza tocaba la mano del niño.

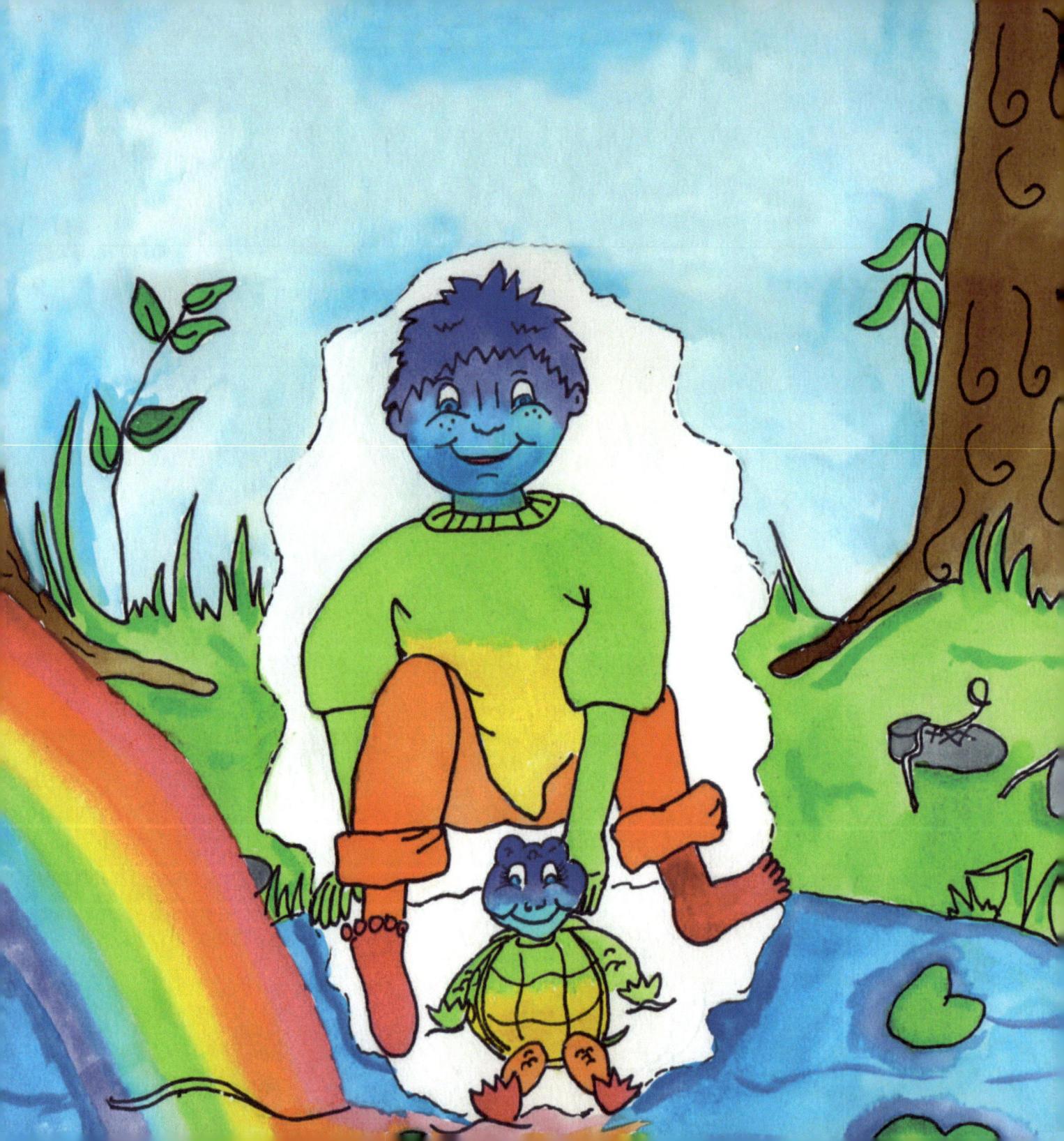

El niño sonrió, y juntos el niño y la tortuga
sintieron los colores del arco iris abrazarlos
en un calmante brillo blanco.

Gracias a esta nueva amistad y unidad entre ellos,
los dos supieron que habían sentido
las maravillas de los colores.

Enjoy the Stress Free Kids series

For more stories visit www.StressFreeKids.com

Visit the Stress Free Kids Store on Amazon

Libros en Español: (Children ages 4-12)
(Hardcover-Paperback-eBooks)

El Pulpo Enojado
Caleta de la Nutria Marina
Tejedor de Afirmaciones
Montando Burbujas
Buenas Noches Oruga
El Niño y la Tortuga
El Niño y el Oso

Audiobooks: (Children ages 4-12)
(CD-mp3-Streaming)

Sueños del Océano Índigo

Audiobooks: (Children ages 4-12)
(CD-mp3-Streaming)

Indigo Dreams
Indigo Ocean Dreams
Indigo Dreams: Garden of Wellness
Indigo Dreams: 3 CD Set (3 above)

Audiobooks: (Teen and Adults)
(Guided Meditation & Music)

Indigo Teen Dreams
Indigo Dreams: Teen Relaxation Music
Indigo Teen Dreams 2 CD Set (2 above)
Indigo Dreams: Adult Relaxation

Music: (Kids-Teens-Adults)

Indigo Dreams: Kid's Relaxation Music
Indigo Dreams: Rainforest Relaxation Music
Indigo Dreams: Teen Relaxation Music

Books: (Children ages 4-12)
(Hardcover-Paperback-eBooks)

Angry Octopus
Bubble Riding
Sea Otter Cove
Affirmation Weaver
A Boy and a Bear
A Boy and a Turtle
The Affirmation Web
The Goodnight Caterpillar
Stay Cool at School - Scholastic Books

Parenting Book:

Stress Free Kids: A Parent's Guide to Helping Build Self-Esteem, Manage Stress, and Reduce Anxiety in Children (Simon & Schuster)

Curriculum and Lesson Plans:
(Curriculum Kit-Downloads)

Stress Free Kids Curriculum
Individual Lesson Plans